AF 298279

Les Indications

du

TRAITEMENT ÉLECTRIQUE

par

le Docteur KRIGESKY

AVIZE

Imprimerie Waris-Debret

1905

CLINIQUE ÉLECTROTHÉRAPEUTIQUE
du Dr Marcel KRIGESKY

ANCIEN CHEF DE CLINIQUE A L'HOPITAL
INTERNATIONAL DE PARIS

ANCIEN MONITEUR A LA CLINIQUE
OPHTALMOLOGIQUE DE L'HOTEL-DIEU DE PARIS

ÉPERNAY, 15. Rue Jean-Moët. Téléphone 203

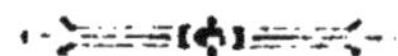

TRAITEMENT DES MALADIES CHRONIQUES ET NERVEUSES ·
PAR LES AGENTS PHYSIQUES
ÉLECTRICITÉ. CHALEUR, LUMIÈRE
RAYONS X. RADIUM. ETC.

MALADIES DES YEUX

INTRODUCTION

Le domaine de l'électrothérapie, née d'hier, s'étend tous les jours, et englobe déjà un grand nombre de maladies. Malgré les détracteurs, la nouvelle méthode est sortie victorieuse de la lutte avec la vieille routine. L'électrothérapie devient d'un usage courant, et les médecins qui criaient il y a dix ans au charlatanisme, se sont prudemment munis d'appareils électriques. Ils ont compris, ou ils ont été forcés de comprendre qu'il est impossible de nier les faits, or, ces derniers sont aussi nombreux qu'éloquents.

Dans l'opuscule que nous publions, nous exposons les cas qui peuvent bénéficier du traitement électrique.

Nous jugeons inutile d'entrer dans les détails scientifiques de l'application même, de crainte de ne pas être compris.

Cet opuscule s'adressant au public, nous avons fait tout notre possible pour nous faire facilement comprendre, en évitant les mots trop techniques.

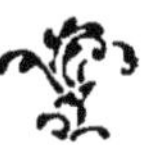

CLINIQUE ÉLECTROTHÉRAPEUTIQUE

du Dr Marcel KRIGESKY

ANCIEN CHEF DE CLINIQUE A L'HOPITAL
INTERNATIONAL DE PARIS

ANCIEN MONITEUR A LA CLINIQUE
OPHTALMOLOGIQUE DE L'HOTEL-DIEU DE PARIS

ÉPERNAY, 15, Rue Jean-Moët. Téléphone 203

TRAITEMENT DES MALADIES CHRONIQUES ET NERVEUSES

PAR LES AGENTS PHYSIQUES

ÉLECTRICITÉ, CHALEUR, LUMIÈRE

RAYONS X, RADIUM, ETC.

MALADIES DES YEUX

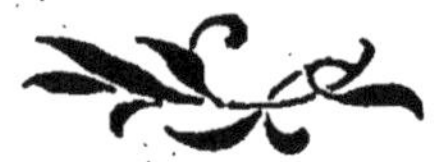

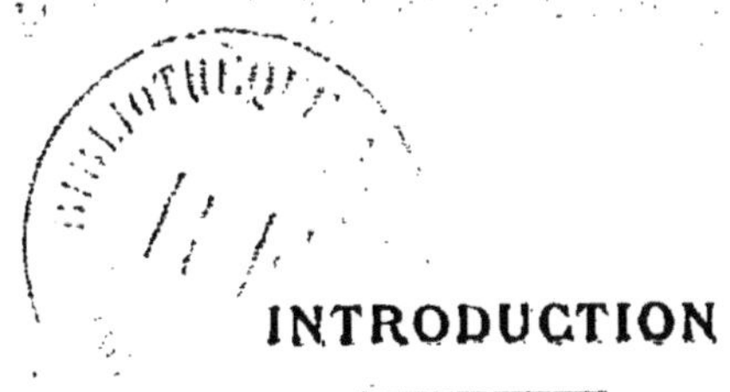

INTRODUCTION

Le domaine de l'électrothérapie, née d'hier, s'étend tous les jours, et englobe déjà un grand nombre de maladies. Malgré les détracteurs, la nouvelle méthode est sortie victorieuse de la lutte avec la vieille routine. L'électrothérapie devient d'un usage courant, et les médecins qui criaient il y a dix ans au charlatanisme, se sont prudemment munis d'appareils électriques. Ils ont compris, ou ils ont été forcés de comprendre qu'il est impossible de nier les faits, or, ces derniers sont aussi nombreux qu'éloquents.

Dans l'opuscule que nous publions, nous exposons les cas qui peuvent bénéficier du traitement électrique.

Nous jugeons inutile d'entrer dans les détails scientifiques de l'application même, de crainte de ne pas être compris.

Cet opuscule s'adressant au public, nous avons fait tout notre possible pour nous faire facilement comprendre, en évitant les mots trop techniques.

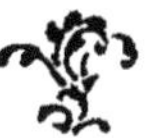

Neurasthénie

Les symptômes de neurasthénie sont très variables. Le malade le plus souvent n'attache d'importance qu'à un symptôme prépondérant, celui qui le gêne le plus. Il fait volontiers abstraction de tous les autres, tant qu'ils ne l'incommodent pas trop. Aussi, un nouveau marié viendra voir le médecin en se plaignant de l'impuissance. Un employé de bureau se plaindra de ce qu'il ne peut plus écrire aussi facilement qu'autrefois, ce qui lui cause des inquiétudes pour son avenir. Un marchand se plaindra surtout de la perte de sa mémoire, une mondaine des maux de tête qui l'empêchent de recevoir et de faire des visites.

Tous ces malades sont atteints pourtant de la même affection, mais chacun est surtout frappé par le symptôme, qui le gêne.

Nous ne nous arrêterons que sur les symptômes fixes que présentent la grande majorité des malades. Il nous est ici impossible de parler de troubles particuliers résultant très souvent de l'habitude et du milieu dans lequel se trouve le malade. Le mal de tête est le symptôme le plus fréquent et le plus constant. Il siège, soit à l'occiput soit au front, ou encore il serre le front et l'occiput comme un casque. Parfois, il ne se produit qu'entre les sourcils, ou occupe toute la moitié de la tête. Le mal de tête commence au réveil et peut durer tout la journée, mais il cesse la nuit, même quand le malade souffre d'insomnie. Il est exagéré par le bruit, la fatigue intellectuelle, les odeurs trop fortes, etc.

Un autre symptôme à peu près constant est la rachialgie ou douleur siègeant à la colonne vertébrale, au niveau des reins, ou plus bas.

Les troubles gastriques sont très fréquents et peuvent affecter différentes formes: gonflement après les repas, bouffées de chaleur, somnolence après les repas, renvois incessants, constipation, douleur au creux de l'estomac, pesanteur après avoir mangé, vomissements, dilatation d'estomac.

Ces symptômes peuvent s'accompagner d'amaigrissement très prononcé, de décoloration des téguments. L'idée d'une gastrite chronique ou d'un cancer d'estomac commence à obséder le malade. Heureux est celui qui tombe sur un médecin qui sait le guérir, mais les cas contraires sont malheureusement plus fréquents. Le malade est mis au régime : eau de Vichy, de Vals, cachets, paquets avant et après le repas, et au bout d'un certain temps le pauvre neurasthénique, est véritablement atteint d'une gastrite médicamenteuse. La gastrite provoquée par les médicaments est celle que l'on rencontre le plus fréquemment.

Son traitement est le plus simple : abstention de tout médicament.

L'estomac n'est pas une " Poubelle " à drogues ; même quand il n'est pas malade, il ne peut en absorber impunément, à plus forte raison quand il est attaqué. Un organe malade a besoin de repos.

Revenons à la neurasthénie.

Les symptômes précités sont très facilement curables comme la maladie elle-même en général. Nous devons encore parler des troubles psychiques qui sont encore les plus frappants. Un neurasthénique ne ressemble pas à tout le monde, c'est un être à part. Ses idées sur la vie sont en général d'un pessimisme à outrance. Rien ne le tente, rien ne l'égaie. Tout est exagération chez lui. La moindre douleur est considérée comme une affection très grave. Tousse-t-il ? il est déjà tuberculeux ; a-t-il mal au ventre, il a un cancer ; mal à la tête, il croit avoir une méningite. Certains se plaignent de vertiges, d'agoraphobie (crainte de se trouver seul sur une place) ; d'autres ont peur de rester seuls, ont froid constamment aux pieds, ou encore se plaignent de sifflements, de bourdonnements, de secousses musculaires, de dérobement des jambes, sueurs profuses, ou sécheresse extraordinaire de la peau, tremblements, impuissance, pertes séminales, palpitations, gêne respiratoire ; de symptômes simulant une maladie du cœur, du foie, du cerveau, du poumon, de l'estomac, de l'intestin, de la vessie.

Un neurasthénique peut avoir tout cela sans être dangereusement atteint.

C'est dans la neurasthénie que l'électricité fait des miracles, opère des transformations complètes. C'est une des maladies dans lesquelles l'inutilité des drogues n'est plus à démontrer. Les pharmaciens qui, comme les médecins ont souvent affaire à ce genre de malades, le savent parfaitement. La neurasthénie étant une maladie psychique, les médicaments ne peuvent être que nuisibles.

Chorée ou Danse de St-Guy

Maladie du jeune âge. L'enfant devient capricieux, irritable, oublieux, inattentif, maladroit. Il a des mouvements désordonnés dont il n'est pas le maître. Tantôt, c'est le bras, tantôt la jambe qui commencent à être le siège de ces troubles. Bientôt, tout un côté du corps, souvent le gauche, est frappé. Le choréique est agité de mouvements qui n'ont aucune règle, ce sont des mouvements arythmiques, contradictoires. Il se lève brusquement, trébuche et tombe parfois. La face est grimaçante, le tronc et le cou présentent des contorsions incessantes. La langue, le pharynx et le larynx peuvent être atteints. La parole est difficile, le petit malade bégaie, la déglutition est pénible.

La force des membres atteints est diminuée. Le choréique peut aussi avoir de la parésie et même de la paralysie. Les troubles psychiques sont très fréquents ; l'enfant faiblit intellectuellement.

L'électricité et l'hydrothérapie seront les seuls agents efficaces de traitement, si le bromure le chloral et l'analgésine n'ont donné de résultat à bref délai.

Hystérie

L'hystérie, une des maladies les plus répandues, plus fréquente chez la femme que chez l'homme, présente une variété de symptômes tellement grande qu'il nous est impossible de les énumérer tous. Examinons les principaux.

Il y a deux formes d'hystérie : convulsive, et non convulsive.

L'hystérie convulsive procède par attaques, qui sont toujours annoncées au malade par des signes avant-coureurs : parfois ce sont des rires, des pleurs, des palpitations, des sensations de lassitude, de fatigue. La douleur part souvent de l'ovaire, du creux de l'estomac, ou de la gorge. Quand l'attaque arrive, le malade tombe, vocifère, crie, sanglote ou rit, et entre en convulsions, qui ressemblent à peu de différence près, aux convulsions de l'épilepsie, du haut mal. Seul le médecin peut distinguer l'épilepsie de l'hystérie convulsive. Et encore lui faut-il une grande habitude de cette maladie.

L'hystérie non convulsive est la maladie la plus bizarre qui puisse exister. Aucune suite dans les symptômes ; ils apparaissent et disparaissent sans que l'on sache pourquoi. Une émotion, un coup, si léger qu'il soit, peuvent déterminer chez une hystérique une paraplégie (paralysie des deux jambes) ou une hémiplégie (paralysie de la jambe et du bras de même côté), ou une monoplégie (paralysie d'un bras ou d'une jambe seulement). Ces paralysies peuvent guérir rapidement ou durer indéfiniment.

D'autres malades présentent des contractures, sans cause, ni motif, qui peuvent atteindre les muscles d'une région quelconque : cou, langue, yeux, mâchoires, bras, jambes, etc. Les tremblements, les pertes de sensibilité des téguments, les névralgies, l'aphonie (perte de la voix), l'aphasie (perte de la parole), le mutisme, l'apoplexie hystérique sont encore plus bizarres.

Les symptômes psychiques sont également aussi étranges que variés. La femme devient perverse, menteuse, simulatrice, et il n'est pas rare de la voir accuser des gens de crimes imaginaires. Le délire érotique et religieux a conduit bon nombre de malades à la démence. Il n'y a pas de région, ni d'organe qui ne puissent être atteints chez l'hystérique. La toux et les crachements de sang sont aussi fréquents. La constipation, les fausses péritonites, les spasmes de l'œsophage, les crampes d'estomac, les spasmes d'intestin, les vomissements, les paralysies des yeux, les troubles de la vue, les perturbations dans les règles, les douleurs ovariennes sont des symptômes bien connus.

Si on ajoute qu'un hystérique peut avoir de la fièvre, uriner le sang, et en général emprunter les symptômes de maladies très disparates on verra que le diagnostic en est très souvent fort difficile, et la guérison encore davantage.

Le traitement de cette maladie est aussi varié, nous dirons volontiers aussi bizarre, que l'hystérie elle-même. Celui qui réussit est certainement le meilleur, et ce n'est pas le traitement pharmaceutique.

De tous les traitements actuellement en usage, celui qui a donné le plus de succès est encore le traitement électrique.

Goitre exophtalmique ou maladie de Basedow

La malade souffre d'accès de palpitations. Les battements du cœur augmentent de nombre, la moyenne est de 100 à 150 battements. Les yeux deviennent progressivement de plus en plus saillants, comme s'ils voulaient sortir des orbites. Le corps thyroïde augmente de volume, les malade ont " le gros cou ".

Presque toujours, on constate encore du tremblement, surtout aux membres supérieurs.

Les troubles psychiques et moteurs sont très fréquents :

torpeur intellectuelle, inaptitude au travail, changement de caractère, insomnies, hallucinations, délire de persécution. La malade parfois ne peut tenir en place ; elle éprouve le besoin de marcher, de se mouvoir, elle s'agite constamment. Beaucoup se plaignent d'une sensation de chaleur qui leur est fort pénible.

Les troubles de la menstruation manquent rarement.

Le traitement électrique est sans conteste le plus rationnel de tous les traitements et le seul qui puisse amener une guérison radicale.

Secrétion Lactée

L'électricité est un des meilleurs excitants de la secrétion lactée. Les femmes qui ne peuvent nourrir faute de lait s'en trouvent très bien, et grâce à ce traitement, elles arrivent parfaitement à allaiter leurs enfants.

Incontinence d'urine

Nous parlons ici de l'incontinence des enfants et des adolescents.

Ils pissent au lit souvent, malgré toutes les précautions des parents, et malgré tout traitement médical. Le traitement électrique guérit ces malades radicalement 99 fois sur 100.

Hémorrhagie cérébrale, Ramollissement, Parésie, Paralysie, Artériosclerose.

Le ramollissement cérébral, l'athérome, l'artérite, l'hémorrhagie cérébrale peuvent, à un moment donné de leur évolution, présenter un symptôme commun. Nous voulons parler de la parésie et de la paralysie d'une région ou d'un membre quelconque.

La parésie est la faiblesse d'une certaine région ou d'un membre. Le plus souvent, il s'agit du membre inférieur ou supérieur, d'une jambe ou d'un bras, séparément ou les deux à la fois.

La paralysie consiste dans l'abolition du mouvement. Un membre parésié se meut, et obéit encore à la volonté quoique paresseusement ; un membre paralysé n'y obéit plus du tout.

La parésie n'est qu'une paralysie atténuée, ou si l'on veut, la paralysie n'est qu'une parésie exagérée.

Dans les deux cas, le traitement électrique, est certainement celui qui ramène le mieux les membres atteints, ou les régions malades, à leur état primitif.

Mais le traitement est excessivement délicat. Les cas de malades estropiés par les petites boîtes électriques à induction (courant faradique, bobines à fil fin) deviennent de plus en plus nombreux. Les médecins confient souvent des boîtes électriques à leurs malades, et ceux-ci croient facilement que plus le traitement sera douloureux, plus ils guériront vite, et c'est à leur dépens qu'ils apprennent le contraire.

Ataxie locomotrice ou Tabès.

Maladie à symptômes très complexes. Nous énumérerons les principaux.

Il est rare que les malades n'aient pas des douleurs atroces dans les membres inférieurs — douleurs fulgurantes, lancinantes ou térébrantes, ces douleurs procédant par accès. D'autres éprouvent la sensation que leur tronc est serré dans un étau; parfois, les douleurs siègent à la face, aux tempes, à l'occiput.

Les crises douloureuses d'estomac sont terribles, les vomissements continuels qui durent parfois plusieurs jours épuisent les malades. Puis, brusquement tout rentre dans l'ordre, pour recommencer quelques semaines plus tard.

Les douleurs peuvent encore siéger dans la vessie, le rectum, le fondement, aux reins.

Les troubles céphaliques sont fréquents, les malades louchent (strabisme), ils ont les pupilles inégales, la paupière supérieure tombe sans que le malade puisse la relever. Il voit double, ou sa vue baisse progressivement jusqu'à la cécité complète. Le malade peut éprouver aussi des troubles du côté de l'oreille, des bourdonnements, des sifflements accompagnés de vertiges sans que pour cela il entende moins bien.

La spermatorrhée, l'impuissance peuvent également coexister, ou être au contraire les premiers symptômes de la maladie.

Enfin les symptômes principaux qui peuvent cependant ne pas exister sont les troubles de la station et de la marche.

Si le malade, les talons rapprochés, ferme les yeux, il est pris d'oscillations et il tomberait s'il ne les ouvrait au plus tôt. Le tabétique marche avec difficulté. Il faut qu'il regarde constamment ses pieds, qui ne lui obéissent pas.

Ses jambes se lancent follement en avant; en un mot, il n'est pas maître de ses mouvements.

Même maladresse quand l'ataxie atteint les membres supérieurs. Les troubles de sensibilité sont très fréquents.

Eh bien! empressons-nous de le dire, le traitement électrique ne s'adresse pas à la cause de la maladie, qui est incurable si elle n'est pas déterminée par la syphilis. Dans ce cas, le traitement antisyphilitique peut faire beaucoup de bien et même guérir.

Mais, dans tous les autres cas, il ne s'agit plus de combattre la cause, qui est inconnue, mais les symptômes. Et c'est surtout dans le traitement de ces symptômes, très pénibles aux malades, que l'électricité a rendu de grands services. Dans les vomissements, les parésies, les paralysies et les douleurs tabétiques, le traitement électrique s'est montré supérieur à tous les autres traitements médicamenteux.

Dernièrement, on a obtenu des résultats très encourageants par l'application du radium.

Artériosclerose

Le symptôme principal de l'artériosclerose au début l'hypertension artérielle est rapidement influencée par le traitement électrique. La tension baisse ordinairement au bout d'une quinzaine de séances. Il est bien entendu que le malade doit suivre un régime approprié à l'état de ses artères.

L'artériosclerose étant une des causes les plus fréquentes de paralysies — le traitement électrique sera un des meilleurs préventifs.

Atrophie musculaire progressive

Dans cette maladie, la partie la plus charnue de la main, celle d'où naît le pouce, commence à s'atrophier, à maigrir, puis le reste de la main, l'avant-bras et le bras s'atrophient de même. Au bout de 5 à 10 ans, les muscles de la déglutition et de la respiration se prennent à leur tour, et le malade meurt faute de pouvoir respirer et se nourrir.

Le seul traitement dont on puisse attendre le succès est le traitement électrique. On peut y adjoindre le massage. Tout autre traitement est impuissant à arrêter la marche de la maladie.

Paralysie atrophique de l'enfance.
Enfants de 1 à 4 ans

Le début de la maladie est fait pour dérouter le médecin. L'enfant a de la fièvre, se plaint de douleurs par ici, par là. On parle d'une indigestion, d'une grippe, mais peu de jours après, on constate que l'enfant a un, deux, parfois les quatre membres paralysés. La paralysie est bientôt suivie d'atrophie. La vie de l'enfant est rarement en danger, mais il arrive souvent qu'il reste estropié.

Aussitôt la période aigue passée, le seul traitement à appliquer au petit malade est le traitement électrique combiné avec le massage et l'hydrothérapie.

Tout autre traitement donne sûrement un insuccès.

De l'adulte.

Même traitement que dans le cas précédent. L'adulte est plus facile à traiter, l'ossification étant achevée on n'a pas à craindre les déformations qu'on observe chez les enfants qui ont les os souples.

Paralysie du Nerf Facial

Le nerf facial, qui sort du cerveau pour s'épanouir sur la face, peut être atteint de paralysie sur n'importe qu'elle partie de son trajet. La Paralysie peut-être périphérique, cérébrale, intro-temporale ou bulbo-protubérentielle.

La plus commune est celle du bout du nerf, autrement dite périphérique.

Les muscles du côté paralysé ayant perdu toute force de contraction, ceux du côté opposé qui se contractent bien, ne sont plus contrebalancés par les premiers. Il en résulte des phénomènes bizarres : Le malade ne peut rire que du côté sain ; sa face devient grimaçante ; les muscles du côté indemne attirent les muscles du côté malade ; les traits et tout le visage sont déformés. L'œil du côté paralysé est plus largement ouvert, l'occlusion complète est impossible, les larmes coulent constamment. Le nez est dévié vers le côté sain, et l'aile du nez n'est plus soulevée à chaque respiration. La moitié des lèvres étant paralysée, le malade ne peut plus ni souffler, ni siffler ; les labiales comme L. B. P. ne peuvent plus être prononcées ou difficilement. La bouche étant de travers, les lèvres ne la fermant plus complètement, la salive s'écoule continuellement La mastication est gênée.

Voilà rapidement énumérés, les symptômes que le malade éprouve quand il n'y a que la partie périphérique, le bout du nerf paralysé.

Si la paralysie siège plus haut, de nouveaux symptômes s'ajoutent à ceux que nous venons de passer en revue, et permettent toujours au médecin de bien préciser l'endroit paralysé. Mais nous n'insisterons pas davantage.

La paralysie faciale ne peut guérir autrement que par l'électrisation.

Il est très important, au point de vue du succès, de commencer le traitement le plus tôt possible, au début de la maladie. Il est absolument nuisible de s'attarder à tout autre traitement que l'électricité.

Paralysie du Nerf Radial

Quand le malade veut soulever l'avant-bras, la main ne peut suivre le même mouvement et retombe. Le dos de la main est bombé, la paume creusée. Le poignet ne peut pas se mouvoir latéralement. Les doigts sont fléchis et il leur est impossible de se redresser ni de se plier davantage.

Le malade se plaint aussi d'engourdissement et de fourmillement comme dans toutes les autres paralysies, d'ailleurs.

Le seul traitement est l'électrisation.

Paralysie du Nerf moteur oculaire commun

Voici les symptômes principaux : le malade ne peut pas relever la paupière supérieure, le globe oculaire reste immobile, l'œil est tourné en dehors, le malade voit double, la pupille est dilatée.

Ces symptômes peuvent subir des modifications si la paralysie ne porte pas sur tout le nerf, mais sur une partie, une branche de celui-ci.

Paralysie du moteur oculaire externe

L'œil est tourné vers le nez, il ne peut pas tourner en dehors. Le sujet voit double.

Paralysie du Nerf pathétique

L'œil est légèrement tourné en haut et en dedans. Le sujet voit double, surtout quand il regarde en bas, ce qui est un grand inconvénient, surtout pour la marche.

L'électrisation comme dans toutes les paralysies, est le seul traitement curatif.

Névralgies

Névralgie cervico-occipitale. — Point douloureux, immédiatement au-dessous de l'occiput.

Névralgie cervico-brachiale. — Point douloureux épitrochléen (au niveau du coude), et cubito-carpien (au niveau du poignet).

Névralgie du nerf phrénique. — Points douloureux sur les dernières côtes, un peu au-dessus du creux de l'estomac, et sur les parties latérales du cou. La douleur rend la respiration difficile et pénible. Elle est exagérée par la toux, les baillements, les sanglots et l'éternuement.

Névralgie lombo-abdominale. — Points douloureux, dans les reins et dans le ventre. Si la branche ilio-scrotale est atteinte, les douleurs siègent à la crête iliaque, à la sortie du canal inguinal ou scrotum chez l'homme, et à la grande lèvre chez la femme.

Névralgie crurale. — Points douloureux à l'aine et à la partie antéro-externe de la cuisse, de la jambe et du pied.

Névralgies intercostales

De chaque côté de la colonne vertébrale se trouvent douze côtes en arc de cercle, qui forment le thorax. Entre chaque paire de côtes passe un nerf dit intercostal. Il y a donc 12 paires de nerfs intercostaux, et chacun d'eux peut être atteint de névralgie, souvent plusieurs sont atteints à la fois.

Les symptômes sont connus : c'est la douleur au côté, le point de côté qui est un sujet fréquent de méprise et de crainte de la part des malades. Ainsi les uns croient à une gastralgie, d'autres à une maladie de cœur, d'autres encore à une maladie des poumons. Quelques-uns deviennent hypochondriaques, neurasthéniques, à la force de croire qu'ils sont atteints d'un mal auquel il n'y a pas de remède.

Si les pointes de feu, ou un vésicatoire n'ont pas guéri la névralgie, le traitement électrique est seul capable de le faire.

Sciatiques

D'après les classiques, il existe deux grandes variétés de sciatiques. Mais il est entendu qu'il n'y a pas de limites nettes entre les deux variétés, et que les formes intermédiaires ne sont pas rares.

Sciatique névralgie. — La douleur suivant le trajet du nerf sciatique est continue. Le malade sent des fourmillement, un engourdissement. De temps en temps, sous l'influence soit de la chaleur du lit, soit de la marche, soit de la station assise ou debout, la douleur s'exagère, le malade a une crise, un accès, puis la douleur s'apaise, et il ne reste qu'un endolorissement toujours pénible et qui fait penser avec frayeur à l'approche d'un autre accès. Le membre peut légèrement maigrir ; il y a souvent des crampes et des secousses douloureuses dans les muscles, mais pas d'atrophie véritable.

Dans la **Sciatique névrite,** la douleur est continue, mais pas poroxystique. L'atrophie est très prononcée, il y a des plaques d'anesthésie, le nerf étant profondément atteint. Le malade risque de perdre son membre au point de vue de la fonction si un traitement énergique n'est pas institué.

Si dans les cas légers de sciatique névralgie, un traitement médical peut donner de bons résultats, il donne au contraire des résultats nuls dans les cas plus ou moins rebelles de sciatique névralgie et surtout dans la sciatique névrite.

Le traitement électrique est alors le seul efficace, mais il faut savoir qu'il doit être institué le plus tôt possible.

Certains malades perdent un temps précieux à coller vésicatoire sur vésicatoire, à mettre des ventouses sèches et scarifiées, à se siphoner le membre au chlorure de méthyle ou d'éthyle pendant de longs mois. D'autres ont recours à la morphine ce qui est encore plus mauvais.

Un traitement médical qui n'a pas donné de résultat pendant une quinzaine au plus, n'en donnera jamais.

Or, il est dangereux de s'attarder dans un traitement inutile, parce que chaque jour les lésions deviennent plus profondes, et il est alors plus difficile de ramener à leur état primitif les muscles atrophiés. Dans les cas de sciatique névrites invétérées, datant de 2, 5, 10 ans, l'électricité rend encore des services inappréciables, mais certainement moins brillants. Elle ne peut ni redresser une colonne vertébrale incurvée, ni allonger un membre raccourci, mais elle seule peut empêcher le progrès de l'atrophie musculaire.

Névralgies du Trijumeau

Le nerf trijumeau étant composé de trois branches, la névralgie aura trois formes bien distinctes par le siège.

Névralgie Ophtalmique. — Points douloureux : à la partie externe de la paupière supérieure, point palpébral; au-dessous de la paupière inférieure, point sous-orbitaire; au-dessous de l'angle interne de l'œil, point nasal. Pendant l'accès, l'œil devient rouge, le larmoiement est abondant.

Névralgie du nerf maxillaire inférieur. — Points douloureux : point sous-orbitaire, points dentaires (dents inférieures), point molaire (sur la joue).

Névralgie du nerf maxillaire supérieur. — Points douloureux : auriculo-temporal, luignal, dentaire (dents supérieures), et mentonnier.

Quel que soit le nerf atteint de névralgie, la maladie procède toujours de même: le malade éprouve toujours de la douleur, mieux deux sortes de douleurs : l'une continue, qui ne le tracasse pas beaucoup; l'autre paroxystique qui n'éclate que par accès. Ces accès sont terribles, et les souffrances qu'ils déterminent sont indescriptibles. Les accès durent un quart d'heure, une heure, parfois davantage pour revenir à une heure à peu près fixe dans un ou plusieurs jours, dans un ou plusieurs mois.

Les malades que rien ne soulage deviennent souvent morphinomanes.

L'électricité seule peut remédier à la nutrition défectueuse du nerf altéré. Certains médicaments peuvent calmer, mais ne guérissent pas.

Les Cancers.

Au point de vue du traitement curatif, les Rayons X ont donné des exemples de guérison, sinon définitive, au moins durable. Il y a des exemples de guérison qui datent déjà de 8 ans; les rayons X ayant été découverts il y a 10 ans, à peine, on conçoit qu'on ne peut guère avoir de preuves de plus longue durée.

Les cancers traités par les rayons X peuvent être divisés en deux grands groupes: les cancers superficiels, et les cancers profonds. Les premiers, tous les auteurs sont d'accord sur ce point, disparaissent sous l'influence des rayons X sans donner presque jamais de récidives.

Ce sont: les cancers de la face, de la lèvre, des paupières, du pavillon de l'oreille, en général, tous les cancers cutanés, quel que soit leur siège, et le cancer du sein.

Pour le cancer de la langue et les cancers des organes profonds, les résultats sont moins brillants. Dans certains cas, l'amélioration est indiscutable, mais amélioration ne veut pas dire guérison.

En somme, les rayons X et le radium sont les seuls agents thérapeutiques indiqués dans les cancers. Les malades auront donc grand tort de s'attarder à tout autre traitement, à moins qu'ils n'aient recours à l'intervention chirurgicale. Néanmoins, comme l'ablation d'un cancer ne met pas à l'abri d'une récidive, il s'est manifesté, dans ces derniers temps, chez certains chirurgiens, une tendance à traiter par les rayons X la cicatrice opératoire, surtout dans les cancers du sein.

Hémorrhagies utérines, fibromes

Leurs causes sont multiples.

Dans les hémorrhagies qui suivent de près l'accouchement ou l'avortement, et qui sont dues le plus souvent à des rétentions placentaires, l'électricité n'a certainement pas d'action.

Toutes les autres hémorrhagies, sauf les hémorrhagies cancéreuses, peuvent être traitées par l'électrolyse, celles de la ménopause, et celles qui accompagnent les fibromes aussi bien que celles des métrites.

Il n'est pas rare de rencontrer des femmes qui perdent du sang depuis 5, 6, 10 ans. Nous soignons en ce moment une malade qui a des pertes depuis 12 ans. Le traitement hémostatique médical peut être essayé au début, mais il est inutile d'insister s'il ne donne pas de succès rapide. Les cautérisations réussissent rarement. Le curettage est plus actif, mais combien de femmes l'ont subi, et continué à perdre après l'opération. Il y a beaucoup de malades qui préfèrent s'anémier que de se soumettre à la chloroformisation.

Et dans le cas des fibromes inopérables? Seule, l'électrolyse peut arrêter les hémorrhagies. Le fibrome lui-même diminue souvent de volume; mais ce qui est le plus souvent gênant pour le malade, ce n'est pas tant le fibrome, que les hémorrhagies qu'il détermine. Or, celles-là sont toujours arrêtées par le traitement électrique.

Métrites

Quelle que soit leur cause, toutes les métrites ont un

ensemble de symptômes caractéristiques.

La femme éprouve tout d'abord une douleur dans le bas-ventre, une sensation de poids; cette douleur peut-être plus ou moins forte, et n'apparaître que par intervalles. Elle peut se propager dans les cuisses ou dans le bas des reins, et même, si les ovaires sont malades, dans tout le ventre. La fatigue, les secousses, la station debout longtemps prolongée exaspèrent la douleur. Les pertes blanches sont constantes; leur quantité est variable, elles peuvent se borner à quelques glaires visqueuses, blanc-jaunâtres empesant le linge. ou devenir tellement abondantes que les malades sont obligées de se garnir comme au moment des règles. Toutes les métrites sont justiciables du traitement électrique.

Déviations et Atonie de l'Utérus

Très souvent, après l'accouchement. l'utérus ne revient pas à son volume primitif. Souvent même, sans qu'il y ait grossesse, il se dévie et se déplace.

Le traitement, par les courants interrompus, redonne de l'élasticité à un utérus gros et le fait diminuer, de même qu'il corrige la déviation quand l'utérus n'a pas contracté des adhérences organisées.

Chez les vierges, quand l'utérus manque de développement, il est encore justiciable du traitement électrique, qui est d'ailleurs le seul pouvant donner un bon résultat.

Troubles de la Menstruation

Les femmes, vierges ou non, présentent très souvent différents troubles de la menstruation.

Les troubles peuvent être locaux, c'est-à-dire se manifester dans la matrice, ou être réflexes, c'est-à-dire se manisfester à distance dans tout autre organe que la matrice.

Les troubles locaux sont les suivants : douleurs au moment des règles, abondance du flux menstruel, insuffisance d'écoulement, règles trop rapprochées, règles retardées.

Les troubles réflexes sont très variables : palpitations, vomissements, toux, migraines, énervement ou abattement, saignements du nez, crachements de sang, etc., etc.

Les troubles de la menstruation sont souvent une cause de **stérilité**.

Le traitement électrique est, sans contredit, le meilleur de tous les traitements contre les troubles de la menstruation.

Ovaro-Salpingites

La cause principale de l'inflammation des ovaires et des trompes est la métrite, surtout la métrite blennorrhagique et puerpérale (après un avortement ou après un accouchement).

Le début, qui peut-être brusque ou insidieux, est toujours caractérisé par une douleur dans un des côtés du ventre. Cette douleur, exagérée par les mouvements, se calme d'abord par le repos. Elle se propage dans le bas des reins et dans les cuisses. Parfois, la malade peut-être prise brusquement de douleurs violentes, de ballonnement du ventre, de fièvre, de vomissements — symptômes qui pourraient faire croire à une péritonite.

Les organes voisins, le rectum et la vessie, se ressentent presque toujours de cet état de choses. La pesanteur à l'anus, la constipation opiniâtre, les mictions fréquentes et douloureuses, la sensibilité de la vessie sont très souvent observées.

Parfois, la maladie procède par crises, et on observe alors ce qu'on appelle des coliques salpingiennes, douleurs paroxystiques avec des intervalles d'accalmie, douleurs parfois intolérables dans un côté du bas-ventre.

Les troubles de la menstruation sont encore plus fréquents dans les salpingites que dans les métrites.

Le plus souvent on observe des ménorrhagies, des règles trop abondantes, des règles douloureuses, qui ne viennent plus à des époques régulières, presque toujours trop rapprochées, toutes les deux ou trois semaines.

Si les lésions sont trop avancées, la femme peut avoir des règles avec des retards plus ou moins grands. Enfin, l'ovaire et la trompe peuvent se remplir de sang ou de pus. Dans ce cas, la malade présente une tumeur plus ou moins volumineuse dans le côté du ventre.

Dans ce dernier cas, il n'y a que l'intervention chirurgicale qui puisse la guérir. Mais, au début de la maladie, le traitement électrique, en guérissant la métrite, cause, la plus fréquente de l'ovaro-salpingite, peut en même temps débarrasser la malade de cette dernière affection.

Varices & Hémorrhoïdes

Les varices sont des dilations veineuses; quand elles siègent à l'anus, on les appelle hémorrhoïdes. La station debout, certains métiers, la constipation, l'hérédité prédisposent au développement des varices. Avant d'être externe, c'est-à-dire siégant sur une veine superficielle, toute varice est interne ou profonde; autrement dit, les varices commencent par les veines profondes, pour se propager ensuite sur les veines superficielles. Nous insistons là dessus, parce que de là découle un enseignement pratique : il ne faut pas attendre pour soigner les varices qu'elles deviennent externes, il faut les soigner dès les premiers troubles.

Au début, les symptômes des varices attirent peu l'attention, et le malade se présente rarement au médecin quand il n'en est qu'à cette première période. Un peu de pesanteur dans les jambes le soir, une sensation de chaleur, de gonflement, voilà les premiers troubles.

Plus tard, quand les varices externes ont fait leur apparition, des gros paquets noueux se sont développés le long des membres inférieurs, la marche est pénible, la force des jambes est diminuée, leur nutrition est entravée, et la moindre écorchure donne naissance à un ulcère variqueux, qui ne guérit que pour réapparaître quelques semaines ou quelques mois plus tard. Le malade devient un véritable infirme.

Les premiers symptômes des hémorrhoïdes sont : un peu de chaleur à l'anus, une petite démangeaison, quelques douleurs au moment d'aller à la selle, et, quelquefois encore un petit bourrelet à l'entrée du fondement. Mais, les hémorrhoïdes ne tardent pas à s'ulcérer, le malade perd du sang à chaque défécation et dans l'intervalle ; les paquets hémorrhoïdaux sortent et ne veulent plus rentrer, le malade souffre atrocement. Puis, avec l'aide, ou sans l'aide du médecin, tout rentre dans l'ordre, mais au bout de quelque temps, le malade recommence de nouveau à souffrir.

Quel est le meilleur traitement des varices et des hémorrhoïdes ?

Il faut savoir qu'il existe un traitement général et un traitement local. Pour les varices, le meilleur traitement local est sans conteste, l'ablation, la resection du tronc veineux malade. Tout autre traitement est palliatif, peut soulager. mais il lui est impossible de guérir. Malheureusement, l'intervention chirurgicale n'est pas toujours possible. On peut réséquer une partie des veines, mais on ne peut pas faire l'ablation de toutes les veines.

Il reste au malade la ressource des bandes élastiques et des bas, mais encore faut-il que ces derniers puissent être supportés, ce qui n'est pas toujours le cas.

Pour les hémorrhoïdes, le traitement chirurgical s'impose aussi quand le malade, par sa négligence est arrivé au développement extrême de son affection. Que peut faire une pommade sur une hémorrhoïde procidente grosse comme un œuf de poule ? On arrive à la réduire, le malade ne la touche plus avec son doigt, mais elle existe toujours, toute cachée qu'elle soit, et elle peut toujours sortir, et même s'étrangler.

L'utilité du traitement électrique est incontestable, mais il ne peut rien non plus dans les cas extrêmes. Quand les varices et les hémorrhoïdes ne sont encore que moyennement développées, le traitement électrique fait merveille. En 8 ou 15 séances, il fait disparaître les hémorrhoïdes complètement, arrête le suintement sanguin et le prurit. Le malade se croit complètement guéri, et il l'est en réalité s'il veut bien se soumettre à un régime indispensable pour prévenir la rechute.

Les hémorrhoïdes sont souvent accompagnées d'une petite lésion insignifiante dite fissure à l'anus horriblement douloureuse, faisant souffrir les malades à chaque défécation, à tel point qu'ils appréhendent d'aller à la selle. La fissure nécessitait il y a quelques années une intervention chirurgicale. Actuellement, on n'opère presque plus la fissure ; le traitement électrique la guérit en quelques séances.

Le traitement des varices est un peu plus long, mais donne aussi d'excellents résultats. L'électricité peut guérir l'ulcère variqueux qui a résisté à tous les autres moyens.

Il arrive parfois que les varices et les hémorrhoïdes ne constituent pas à elles seules toute la maladie, mais qu'elles sont déterminées par une affection concomittante. Dans ces cas-là, il est évident que c'est surtout cette dernière qu'il faut traiter.

Rhumatisme

Le rhumatisme peut être aigu ou chronique, articulaire, musculaire, tendineux ou osseux.

Le rhumatisme aigu, caractérisé par une fièvre plus ou moins forte, et des douleurs articulaires, n'est pas du ressort du médecin électricien, comme d'ailleurs toutes les affections fébriles. Tant que la fièvre existe, le traitement médical est suffisant, mais il ne donne aucune garantie pour l'avenir. Malgré le meilleur traitement, le rhumatisme peut devenir chronique: les douleurs articulaires, d'aiguës qu'elles étaient, deviennent torpides, et ne se réveillent qu'à de certaines occasions: changement de temps, traumatisme, écarts de régime, etc. Dans la plupart des cas, les médicaments ne donnent aucun soulagement, le malade souffre de plus en plus souvent.

Il a, comme on dit vulgairement, " des douleurs ". Son médecin le raille familièrement en disant qu'il serait bien aise de guérir les siennes s'il le pouvait, et le malade, après avoir avalé bon nombre de spécialités infaillibles, prend son mal en patience, et se résigne.

Qu'il s'estime heureux encore, si son rhumatisme n'est pas déformant, et s'il jouit encore suffisamment de la liberté des articulations nécessaires à la locomotion. Mais très souvent il devient infirme.

Eh bien! il est temps de dissiper l'erreur enracinée profondément dans l'esprit de beaucoup de gens, et qui consiste à croire qu'il n'y a pas de remède aux douleurs. Qu'elles soient du domaine du rhumatisme, ou de la goutte, soit des deux à la fois, elles guérissent très bien. Le traitement électrique, combiné ou non avec l'hydrothérapie et le massage, fait de vrais miracles. Mais il faut employer l'électricité au début de la maladie, quand les ravages ne sont pas encore définitifs. Quand le rhumatisme est en pleine évolution, et date de plusieurs années, le malade peut encore guérir, mais cela se voit plus rarement. Dans tous les cas, il est toujours sûr d'être soulagé, s'il sait patienter, et suivre le traitement électrique un certain temps. Il faut parfois de longs mois pour obtenir un soulagement durable, mais on l'obtient toujours.

Tout ce qui vient d'être dit à propos du rhumatisme articulaire s'applique également au rhumatisme tendineux, ou musculaire. Ce dernier est souvent encore plus facile à guérir que les autres.

Goutte

Le traitement de l'accès aigu est purement médical.

Cependant, dans l'intervalle des accès, l'électricité rend plus de services que tout autre traitement. Naturellement, un régime approprié à la maladie est de rigueur.

Maladies de l'Estomac et de l'Intestin.

Nous n'entrerons pas dans la discussion des causes qui

provoquent les maladies d'estomac, nous dirons seulement qu'elles sont d'une fréquence extrême, surtout dans les pays vignobles. La plupart sont facilement curables, surtout quand elles sont soignées au début. Toutefois, il nous est arrivé souvent de guérir certaines dyspepsies et dilatations d'estomac datant de plus de dix ans.

Les principales maladies dont peut-être atteint l'estomac sont les suivantes : dyspepsie, cancer, ulcère, gastrite, gastralgie.

Un mot d'abord sur le cancer et sur l'ulcère de l'estomac.

Cancer de l'estomac

Le cancer est, jusqu'à preuve du contraire, incurable. L'opération, quand elle est tentée tout à fait, au début de la maladie, peut prolonger la vie de quelques années. Mais ces cas sont rares, car les malades ne se décident généralement à l'opération que lorsqu'ils se sentent dangereusement atteints, or à ce moment, elle ne peut que les rapprocher de la tombe.

Par conséquent, à l'état actuel de la science, il n'existe pas de traitement curatif du cancer de l'estomac.

Un malade, qui ne peut guérir, l'ignore le plus souvent, et il se contente volontiers du soulagement des souffrances fort pénibles qu'il éprouve. Dernièrement, on est arrivé dans cette voie à d'excellents résultats par le traitement électrique ; les rayons X ont été d'une utilité incontestable.

Le radium a soulagé aussi bon nombre de cancéreux, mais nous le répétons, pas un n'a été guéri. Et si l'on a pu entendre parler par hasard de guérison du cancer de l'estomac, c'est qu'il y avait eu erreur de diagnostic.

Ulcère de l'estomac

Le traitement est médical ou chirurgical, mais jamais électrique.

Les suites de l'ulcère, quand elles existent, sont au contraire justiciables du traitement électrique.

Dyspepsie sensitivo-motrice

Mathieu décrit quatre formes de dyspepsie.

Forme commune — Les neurasthéniques, les neuro-arthritiques, les anémiques en sont souvent atteints. L'appétit est un peu diminué, ou conservé, mais les malades restreignent leur alimentation par crainte des malaises qui suivent l'ingestion des aliments. Peu de temps après leurs repas, les malades se plaignent de pesanteur, de gonflement de l'estomac, parfois de brûlures et de renvois. Les maux de tête, la tendance au sommeil, les rougeurs de la face, ne sont pas rares. La constipation est très fréquente.

Forme Flatulente. — L'estomac et l'intestin sont très souvent remplis de gaz que le malade expulse aussi bien par en haut que par en bas. La sensation de gonflement est intense ; le malade est obligé de desserrer ses vêtements, il est gêné dans sa respiration et se congestionne.

Forme Douloureuse. — La douleur provoquée par la présence des aliments dans l'estomac est le symptôme principal ; l'estomac est également très douloureux à la palpation.

Forme Grave. — Les symptômes sont plus accentués, le malade souffre davantage. Il maigrit faute de ne pouvoir se nourrir, son teint devient jaune et terreux.

Le traitement électrique agit admirablement dans les dyspepsies. Il doit naturellement être accompagné d'un régime approprié à la maladie. Le massage et l'hydrothérapie sont aussi d'utiles adjuvants.

Le traitement pharmaceutique est désastreux.

Dilatation de l'Estomac

Les causes de la dilatation sont variées. Si un obstacle siège au niveau du pylore, l'estomac ne pouvant se vider facilement, se dilatera. Dans ce cas, il est indiqué de lever chirurgicalement l'obstacle.

Mais combien de malades souffrent d'une dilatation d'estomac sans avoir de sténose du pylore. La dilatation d'estomac est très fréquente chez les dyspeptiques, chez les névropathes et les neuro-arthritiques.

Difficulté de digestion, sensation de pesanteur, bouffées de chaleur, renvois, voilà les symptômes principaux.

Le traitement qui réussit le mieux est l'électrisation de l'estomac, pour réveiller son élasticité. La douche électrique rend de grands services pour l'amélioration de l'état général.

Vomissements

Les vomissements peuvent avoir pour origine des causes diverses. Nous ne nous arrêterons pas ici sur les vomissements des malades atteints de cancer et de méningite, ou d'autres affections dont le vomissement n'est qu'un symptôme souvent secondaire. Nous voulons dire seulement quelques mots sur les vomissements dits essentiels.

Il arrive à certains malades de vomir régulièrement tous les matins sans qu'ils puissent se rendre compte de la cause de ces troubles. Pendant le reste de la journée, le malade ne se ressent de rien, mais le vomissement matinal ne manque pour ainsi dire jamais.

Les femmes enceintes sont parfois atteintes de vomissements dits incoercibles. Incapables de garder quoi que ce soit dans leur estomac, elles se cachectisent rapidement, la fièvre les prend, et on est même quelquefois obligé de les faire avorter pour sauver leur vie.

L'action de l'électricité dans les cas de vomissements essentiels et incoercibles est vraiment remarquable. Il nous est arrivé dernièrement de faire cesser en une seule séance des vomissements qui duraient depuis plus de dix mois.

La Gastrite Chronique

Le Public et les médecins ont une tendance à employer le mot de " *Gastrite* " aux premiers troubles digestifs. Heureusement pour les malades, la véritable gastrite est relativement rare. Les symptômes de la gastrite étant à peu près semblables aux symptômes de certaines formes de dyspepsie, il est facile de s'expliquer la confusion que l'on fait ordinairement.

La douleur épigastrique est constante. Elle est continue et exagérée après l'ingestion des aliments. Les vomissements, les renvois, le manque d'appétit, le ballonnement du ventre, joints à la douleur, constituent à peu près tous les symptômes de la gastrite. On observe parfois des vomissements de sang et des signes de dilatation d'estomac.

Quand la gastrite est associée à une maladie du foie ou du rein, elle est incurable. Quand elle est primitive, elle est très souvent susceptible d'amélioration et même de guérison.

De toutes les formes de gastrites, celle des alcooliques est la plus curable.

L'électrisation, le lavage, et un régime font tous les frais du traitement de cette maladie.

La Gastralgie

La gastralgie est la névralgie des nerfs de l'estomac.

Elle peut être un symptôme dans bon nombre de maladies, ou peut se déclarer primitivement et constituer à elle seule l'affection.

Le symptôme unique de la gastralgie, quand elle n'est pas associée à un autre état morbide, est la douleur paroxystique, procédant par accès et s'irradiant, soit dans le dos, soit dans le ventre. Quand l'accès est très violent, il peut s'accompagner de vomissements ou de syncope.

L'apparition de l'accès est indépendante de l'ingestion des aliments. L'appétit peut être conservé ou même exagéré (Boulimie). Dans ce cas le malade a constamment faim.

Mais, le plus souvent, la gastralgie n'est qu'un symptôme d'une autre affection. Le malade éprouve en même temps d'autres troubles relevant de la maladie causale.

Dans la majorité des cas, l'électrisation rend de véritables services.

Colite Muco-Membraneuse

Cette maladie est caractérisée par de la constipation, des muco-membranes, et par la douleur sous forme de colique paroxystique.

La constipation est très opiniâtre, les malades ne vont pas à la selle spontanément, ou très rarement. Le plus souvent, ils sont obligés d'avoir recours à des laxatifs, des purgatifs ou des lavements. Les selles sont dures comme de la pierre, composées de petites billes entourées de mucus sous forme de blanc d'œuf ou de peaux.

Il y a des malades, qui peuvent aller à la selle tous les jours, mais les matières qu'ils rejettent sont toujours dures et très sèches, entourées de muco-membranes. Le ventre est douloureux à la pression sur le trajet du gros intestin.

L'estomac se ressent tôt ou tard de cet état de choses ; les digestions deviennent pénibles, et les malades présentent tous les symptômes de la dyspepsie. (voir page 19)

Chez la femme, dont les organes génitaux sont légèrement atteints, les symptômes s'aggravent de ce côté. La vessie est également atteinte. Les malades qui souffrent de colite muco-membraneuse sont généralement des nerveux, et leur nervosisme se trouve singulièrement exagéré sous l'influence de la colite. Ils ne peuvent sortir de cet état que par un traitement radical de leur affection.

Les meilleurs résultats, dans le traitement de la colite

muco-membraneuse et des symptômes qui l'accompagnent (dyspepsie, nervosisme, neurasthénie, etc.) ont été donnés par le traitement électrique, qui presque toujours suffit à lui seul. Parfois on lui adjoint de l'hydrothérapie. Un régime est de rigueur.

Constipation

La constipation peut être essentielle ou secondaire. La constipation essentielle est celle qui survient sans cause morbide apparente. L'hérédité, le genre de vie, de nourriture, les habitudes y prédisposent certainement. La constipation essentielle est beaucoup plus fréquente chez la femme que chez l'homme.

Les symptômes du début consistent dans l'évacuaion retardée des matières fécales. Les malades ne vont à la selle que très irrégulièrement et à des intervalles plus ou moins éloignés. Les femmes qui n'ont qu'une selle par semaine ne sont pas rares. Sans que les malades s'en aperçoivent ou y attachent de l'importance, la constipation devient un état définitif, et entraine une série de troubles qui menacent de plus en plus le bon fonctionnement de l'organisme. Le premier des organes qui s'en ressent est l'estomac. L'appétit se perd, les digestions deviennent difficiles, le malade est rouge, congestionné après chaque repas. L'un a des palpitations, un autre une tendance invincible au sommeil, des maux de tête ; les vomissements peuvent aussi survenir. L'humeur du malade change, il a des idées noires, il se croit atteint d'une maladie grave, et de là à la neurasthénie, il n'y a que le mot à prononcer.

La constipation est la cause fréquente des éruptions de la peau : dartres, eczéma, prurigo, acné, etc. Les hémorrhoïdes apparaissent aussi avec leurs complications ordinaires.

Chez la femme, le petit bassin est congestionné, état qui, à la longue, favorise et entretient le développement de métrites, salpingites, hémorrhagies utérines, chute de matrice, etc.

Du côté de la tête, le malade éprouve des éblouissements, des vertiges, des sifflements, des tintements, des bourdonnements, des maux de tête qualifiés improprement migraines.

Quant à la constipation secondaire, celle qui est déterminée par une autre affection, il est bien évident que pour la guérir, il faut soigner la maladie causale. Une femme, atteinte d'un kyste de l'ovaire ou d'un fibrome qui compriment le rectum et empêchent le libre cours des matières fécales, ne guérira sa constipation qu'en se débarrassant de son kyste ou de son fibrome.

Le traitement de la constipation par les purgatifs donne un résultat tout à fait opposé à celui que l'on doit rechercher.

Les purgatifs quels qu'ils soient, n'ont qu'un effet momentané. Tout constipé sait qu'il faut augmenter progressivement la dose du purgatif, et que plus il en prend, plus il est constipé. Les médicaments n'agissent que parce qu'ils déterminent : soit une indigestion comme, l'huile de ricin, soit de l'hypersécrétion avec congestion intestinale comme les salins. On conçoit que ni l'estomac, ni les intestins ne s'accomodent d'une telle médication. D'autres purgatifs provoquent des contractions intestinales ou des coliques qui ne sont pas non plus sans inconvénients.

Les lavements finissent par dilater l'intestin et lui faire perdre toute son élasticité. A la longue, ils n'agissent plus.

L'idéal pour un constipé est d'aller à la selle sans prendre de médicament. Cet idéal est réalisé par l'électricité, qui guérit la constipation à elle seule, et sans que le malade ait besoin d'avoir recours à un purgatif, quel qu'il soit.

Occlusion intestinale

Dans cette maladie le passage des matières fécales dans l'intestin devient impossible, et les purgatifs sont incapables de remédier à cet état de choses. La mort devient dans ce cas inévitable.

Un lavement électrique peut seul rétablir le cours des matières dans les cas d'occlusion simple. L'intervention chirurgicale devient urgente si le lavement électrique est impuissant à lever l'obstacle.

Colique de plomp

Le traitement de la colique de plomb par le lavement électrique a donné d'excellents résultats. La simplicité du traitement et la rapidité avec laquelle il apporte un soulagement aux malades en font un agent thérapeutique de premier ordre.

Obésité

Dans cette maladie, comme dans bien d'autres, l'hérédité et l'habitude du malade jouent les rôles principaux. Il n'y a pas de démarcation nette entre l'embompoint et l'obésité, mais en règle générale une femme de taille moyenne (1ᵐ 55) dont le poids normal devrait-être de 110 à 120 livres, sera obèse si elle pèse, 140 ou 150. Les symptômes de l'obésité sont connus de tout le monde. La graisse étouffe l'obése, non seulement parce qu'elle lui pèse, mais à cause de la surcharge et dégénérescence graisseuse dont sont atteints la plupart de ses organes.

Le cœur surchargé de graisse se contracte avec plus de difficulté, se fatigue, se dilate et à la longue la fibre musculaire subit la dégénérescence graisseuse qui se traduit par des palpitations et surtout par la dyspepsie.

Le malade a la respiration courte, il souffle constamment, il est incapable du moindre effort, de porter une charge, de monter une côte, etc. On dit volontiers qu'il a un athsme, mais si c'en est un, ce n'est certainement pas celui qui est signe de longue vie. La vie des obèses est courte, le plus souvent, et dans le Club des 100 kilos, ceux, qui dépassent la cinquantaine ne sont pas nombreux. Cela se conçoit facilement. La circulation d'un obèse se fait mal, elle est constamment entravée, et, s'il n'est pas emporté par une congestion ou une apoplexie, il l'est facilement par une maladie intercurrente, car il supporte mal les maladies aiguës.

Le traitement de l'obésité a exercé la sagacité des médecins depuis des siècles. Certains croyaient que l'absorption de l'eau était une des causes de cette maladie et défendaient de boire à leurs malades. D'autres les affamaient sans meilleur résultat. D'autres encore forçaient les pauvres obèses à faire de la gymnastique, à se livrer à des exercices violents, qui les faisaient renoncer à tout jamais à se soigner.

Le traitement électrique combiné ou non avec le massage, permet seul d'obtenir un amaigrissement lent et progressif, (condition importante), car l'amaigrissement rapide s'accompagne de troubles tels que le malade s'empresse de cesser le traitement dès qu'il les ressent. Pour que le traitement soit facilement supportable, il ne faut pas que l'obèse perde plus d'une ou deux livres par semaine. Les déperditions devant être éliminées par les émonctoires naturels, il est évident qu'il faut s'abstenir de toute médication pharmaceutique qui entrave la fonction de ses émonctoires.

Tous ceux qui souffrent de l'obésité savent le cas qu'il faut faire des régimes et des médicaments préconisés.

Ce n'est que depuis l'emploi du traitement électrique que nous pouvons nous engager à faire maigrir un obèse sans déterminer chez lui aucun trouble, quel qu'il soit.

Bronchites & Tuberculose

Il meurt en France par an, plus de 150.000 tuberculeux. Le traitement électrique n'est certainement pas un spécifique de la tuberculose, mais il rend des services inappréciables. Le tuberculeux qui mange et qui engraisse guérira certainement. Or, l'électricité relève d'une façon admirable la nutrition chez ces malades, et la révulsion qu'elle produit est sans conteste supérieure à celle que produisent la ventouse, le cataplasme et le vésicatoire. Ajoutons qu'elle peut-être appliquée journellement, et qu'elle est indolore : ce qui lui donne une incontestable supériorité. Pour tirer du bénéfice du traitement électrique, il ne faut pas avoir de fièvre. Un tuberculeux fébrile ne doit pas être électrisé.

Les bronchites aiguës, comme toutes les autres maladies fébriles relèvent du traitement médicamenteux, mais les bronchites apyrétiques (sans fièvre), bronchites à répétition souvent unilatérales doivent toujours faire penser au début d'une tuberculose. Si la bronchite est accompagnée d'amaigrissement et de sueurs nocturnes, le doute n'est plus permis, et il faut se hâter de combattre le mal.

Le traitement électrique, la cure d'air, la suralimentation guériront le malade, s'il s'y soumet sérieusement.

La pleurésie séro-fibrineuse (eau contenue dans le côté), n'est pas du domaine de la thérapeuthique électrique. En revanche, les pleurésies sèches, ou les pleurésies traînantes sans fièvre sont rapidement améliorées par le traitement électrique.

Rétrécissement de l'Urèthre

La dilatation électrolytique de l'urèthre, dans les cas où il est rétréci, a pris le droit de cité depuis quelques années déjà. Nombreux sont les malades qui ont bénéficié de ce mode de traitement ; il leur a évité soit une opération sanglante, soit des complications aussi graves que désagréables.

Impuissance

La durée de la puissance génitale de l'homme et de la

femme est variable. Au point de vue de l'âge, il n'y a pas de limite précise; elle varie avec chaque individu. La moyenne est de 55 à 60 ans. Mais combien n'arrivent pas à cette limite, et combien la dépassent?

L'impuissance peut être un des symptômes d'un certain nombre de maladies du cerveau ou de la moelle épinière. Dans ces cas, le traitement de la maladie causale s'impose avant tout.

L'impuissance des neurasthéniques et des névropathes, en général, ne résiste pas ordinairement au traitement électrique, quand les malades sont encore relativement jeunes.

Enfin, l'impuissance peut-être primitive, c'est-à-dire être le seul symptôme qu'éprouve l'individu à une époque donnée. Ce n'est que plus tard qu'il devient neurasthénique. Le traitement électrique est encore dans ce cas, le seul traitement curatif.

Il ne faut pas confondre l'impuissance avec la **stérilité**.

La cause de la stérilité peut résider soit dans l'homme, soit dans la femme. Chez l'homme, l'absence de spermatozoïdes aptes à féconder est incurable, mais la stérilité de la femme est le plus souvent guérissable, parce qu'elle résulte d'une affection vaginale, ou ce qui est plus fréquent, utérine.

Une sténose du col de l'utérus, une déviation, une métrite, une salpingite sont les causes les plus fréquentes de la stérilité. Le traitement de ces maladies étant du ressort de l'électricité, il s'ensuit que cette dernière sera de même indiquée dans tous les cas de stérilité.

Maladies des Yeux

Nous avons parlé ailleurs (page 9) du traitement de la paralysie des muscles de l'œil: moteur oculaire commun, moteur oculaire externe, et pathétique. Il existe une affection des paupières dite le chalazion, petite tumeur, très gênante parfois, qui guérit très bien par l'effluvation électrique.

On s'est servi encore de l'électrolyse pour maintenir la dilatation des voies lacrymales, la dilatation par les sondes n'empêchant le larmoiement que pendant le traitement. Dans certains cas, où la dilatation par les sondes ne donnait aucun résultat, l'électrolyse a parfaitement réussi.

Tout dernièrement, on a signalé aussi les bons effets du radium dans le traitement de la conjonctivite granuleuse.

Mais c'est surtout dans les maladies du fond de l'œil que le traitement électrique rend de très grands services.

Nous ne nous arrêterons pas sur les symptômes de ces maladies, il nous faudrait entrer dans des détails trop scientifiques. Nous nous bornerons à les énumérer rapidement. Ce sont les choroïdites, les maladies du corps vitré, les rétinites et chorio-rétinites, les maladies du nerf optique et les amblyopies hystériques et autres (alcoolique, nicotinique etc.)

Maladies de la Peau

Depuis quelques années, on a obtenu d'excellents résultats par le traitement électrique de certaines maladies de la peau. Ne pouvant pas entrer ici dans la description des symptômes de ces maladies, nous nous bornerons à les énumérer rapidement.

Les Acnés : Acné ponctuée - Acné pustuleuse - Acné rosée - Acné hypertrophique.

Les Noevi. - La Sclerodermie. - Les Eczémas. - Le Psoriasis. Le lupus érythemateux. - Les prurits. - Les ulcères Variqueux. La Teigne.

Les Rides

Le tissu élastique du derme sert à tendre la peau. Quand ce tissu commence à s'atrophier, la peau, n'étant plus tendue, se plisse, et les rides apparaissent.

Pour redonner de la force au tissu élastique, il suffit d'exciter les nerfs sensitifs de la peau. et le meilleur excitant dans ce cas est le courant faradique.

Les séances d'électricité doivent être journalières. Le maniement de l'appareil étant très facile, toute personne peut en faire l'emploi quotidien, elle-même.

Epilation

La nature qui n'est pas toujours aussi prévoyante que l'on veut bien le dire, a doté certaines femmes d'attributs masculins plutôt désagréables. Nous parlons de la moustache et de la barbe.

Le meilleur moyen de s'en débarrasser est de se soumettre à l'électrolyse, ou aux rayons X. Les résultats sont excellents. Malheureusement, le traitement est long, et par conséquent coûteux.

Les médicaments dits épilatoires ont été suffisamment appréciés par les intéressés, pour qu'il nous soit inutile d'en faire la critique.

Le Radium

Tout lecteur d'un journal quotidien a eu l'occasion de lire un ou plusieurs articles sur la dernière découverte de M. et Mme Curie.

Nous n'avons pas à envisager ici la portée scientifique et philosophique de cette découverte. Le radium, ayant rendu, des services incontestables dans le traitement de certaines maladies, nous nous proposons de mentionner le plus succintement possible les applications médicales qui ont été faites jusqu'à ce jour.

Une des premières propriétés thérapeutiques signalées par les expérimentateurs, est l'action analgésiante du radium. Il calme la douleur. Malgré le grand nombre de substances dites analgésiantes, qui existent déjà, cette propriété du radium n'est pas négligeable.

Pour calmer une douleur par un médicament, qu'on le prenne par la bouche ou qu'on l'injecte sous la peau, il faut toujours compter sur les effets nocifs de ce médicament. Un des meilleurs analgésiques est certainement la morphine, mais qui ne sait pas combien elle est funeste aux malades, quand ils en abusent.

Le radium n'a pas les mêmes inconvénients, et il calme là où la morphine est impuissante. Enfin, dans certains cas, en plus de son action analgésiante, le radium a montré une action curative manifeste.

Le docteur Darier a employé les radiations émises par les sels de radium comme procédé d'analgésie, et est arrivé à calmer les douleurs déterminées par de fortes névralgies.

« Dans un cas de paralysie faciale, (Journal " *Le*
« *Radium* " 1904, page 11), aiguë et toute récente, le ra-
« dium provoque une guérison du jour au lendemain.
« Dans deux cas de névroses convulsives, les attaques qui
« se répétaient tous les jours chez l'un, et trois ou quatre
« fois par semaine chez l'autre, ont complètement disparu
« après l'application sur les tempes d'une capsule conte-
« nant un sel de radium. »

Dans un cas d'iritis rhumatismale très violente, le même auteur obtient également un excellent résultat au point de vue de la cessation de la douleur.

Même résultat chez une femme atteinte de choroïdite spécifique avec névralgie orbitaire.

Un confrère est atteint d'une de ces formes de névralgie orbitaire qui, comme dit Darier « font le désespoir du malade et du médecin. »

Le salycilate de soude, l'aspirine, la quinine, le rhus-toxicodendron, de même que les applications locales, les plus actives et les plus variées, y compris la dronine et l'adrénaline, sont à peu près sans effet. Le radium a guéri notre confrère en quelques jours.

Le professeur Raymond, chargé de faire un rapport à l'Académie de Médecine sur les observations du Dr Darier, s'exprime ainsi : « Je dois dire à la vérité que nous avons « été quelque peu surpris du résultat obtenu ; les phéno- « mènes douloureux ayant, chez les malades que nous « avons suivis, cédé comme par enchantement. »

Le Docteur Foveau de Courmelles dans son livre. '' *Les Applications médicales du Radium* '' cite de nombreux cas de guérison par le radium. Enumérons-les rapidement : plusieurs cas de névralgies faciales, une sciatique névralgie, datant de six mois, ont été guéris.

Dans de nombreux cas de cancers, l'élément douleur est facilement supprimé. Les douleurs des tabétiques et les crises de vomissements de ces mêmes malades sont rapidement calmées.

Le Dr Williams, dans le '' *Médical News* '' du 4 février 1904, publie 42 cas traités par le bromure de radium : acnés, eczémas, psoriasis, lupus vulgaires, cheloïdes, cancroïdes, épithéliomas et cancers des seins. Dans la grande majorité de ces cas, il a obtenu, soit une guérison complète, soit un soulagement notable.

Bref, les cas traités avec succès par le radium, deviennent de jour en jour plus nombreux : maladies de la peau, douleurs des rhumatisants, des cancéreux, des ataxiques, névralgies, cancers superficiels ou profonds, névroses, maladies du cuir chevelu, etc. et la liste n'est pas finie. Nul doute que dans un avenir prochain le domaine de la radiumthérapie ne s'élargisse.

Nous avons personnellement essayé le radium, depuis

quelques jours, sur trois malades. Nous inspirant des observations du Dr Soupault de Paris, qui a guéri deux malades atteints d'hydartrose, nous avons appliqué le radium dans un cas analogue. Dépité de voir le traitement médical ne donner de bons résultats que tant que le malade était au lit, et l'épanchement se reproduire dès qu'il se levait, nous avons fait plusieurs applications de bromure de radium. Le malade a pu bientôt reprendre la marche sans que l'épanchement se reproduise. Actuellement, il va très bien.

Dans un cas de douleur au talon persistant depuis 3 ans chez une nerveuse, les applications de radium ont donné également un bon résultat. La malade qui est encore en traitement, ne souffre presque plus.

Dans un cas d'adénite tuberculeuse, le ganglion gros comme un petit œuf de poule, rouge, fluctuant, a diminué de 9/10, après trois applications de radium à notre grand étonnement et à celui de la malade. Il était entendu qu'après un essai de huit jours, si nous n'obtenions pas de diminution du ganglion, nous aurions recours à une intervention chirurgicale.

Comme on le voit, le radium, qui est encore à l'étude, a déjà une incontestable utilité dans le traitement de certaines maladies. Son prix de revient qui est encore de 150.000 francs le gramme, ne nous effraie plus, car, pour les applications médicales, des quantités infimes suffisent

Grâce à des perfectionnements tout récents, l'on peut avoir une quantité de radium médicalement suffisante pour quelques centaines de francs, et bientôt, nous voulons le croire, tout médecin en sera pourvu.

Contre indication du Traitement électrique.

Les maladies aiguës, fébriles ne sont pas du domaine de l'électrothérapeute. Toutefois, il y a quelques exceptions:

Dans l'arthrite blennorrhagique, le malade peut avoir de la fièvre, et cependant retirer un grand bénéfice de l'application des courants continus.

Dans les vomissements incœrcibles, la fièvre n'est pas une contre-indication du traitement électrique.

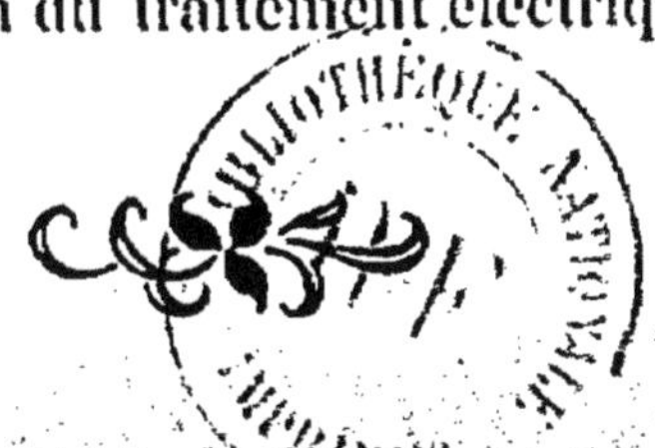

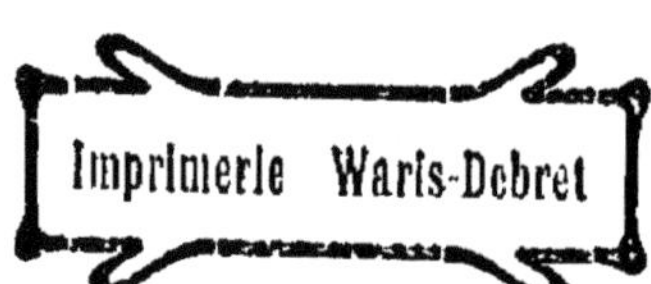

TABLE DES MATIERES

CLINIQUE ÉLECTROTHÉRAPEUTIQUE

du Dr Marcel KRIGESKY

ANCIEN CHEF DE CLINIQUE A L'HOPITAL
INTERNATIONAL DE PARIS

ANCIEN MONITEUR A LA CLINIQUE
OPHTALMOLOGIQUE DE L'HOTEL-DIEU DE PARIS

ÉPERNAY, 15, Rue Jean-Moët, Téléphone 203

TRAITEMENT DES MALADIES CHRONIQUES ET NERVEUSES

PAR LES AGENTS PHYSIQUES

ÉLECTRICITÉ, CHALEUR, LUMIÈRE

RAYONS X, RADIUM, ETC.

MALADIES DES YEUX

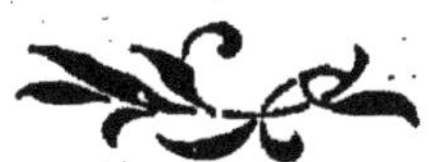